I0075419

ANALISE
DE L'EAU MINÉRALE
DE LA FONTAINE
DE TARASCON (Ariège),
CONNUE SOUS LE NOM
D'EAU DE LA FONTAINE
DE SAINTE-QUITÉRIE;

Par J.-P. MAGNES, Pharmacien,

Membre du collége et de la société de Pharmacie de Paris, de celle de Lyon; de l'académie royale des Sciences, Inscriptions et Belles-Lettres, et de la société de Médecine de Toulouse, membre du Jury médical du département de la Haute-Garonne, etc.

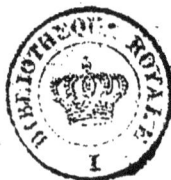

TOULOUSE,
BELLEGARRIGUE, Libraire, Imprimeur de S. A. R. MONSIEUR Frère du ROI, rue des Filatiers, N.º 31.

1818.

Te 163
Te 1741

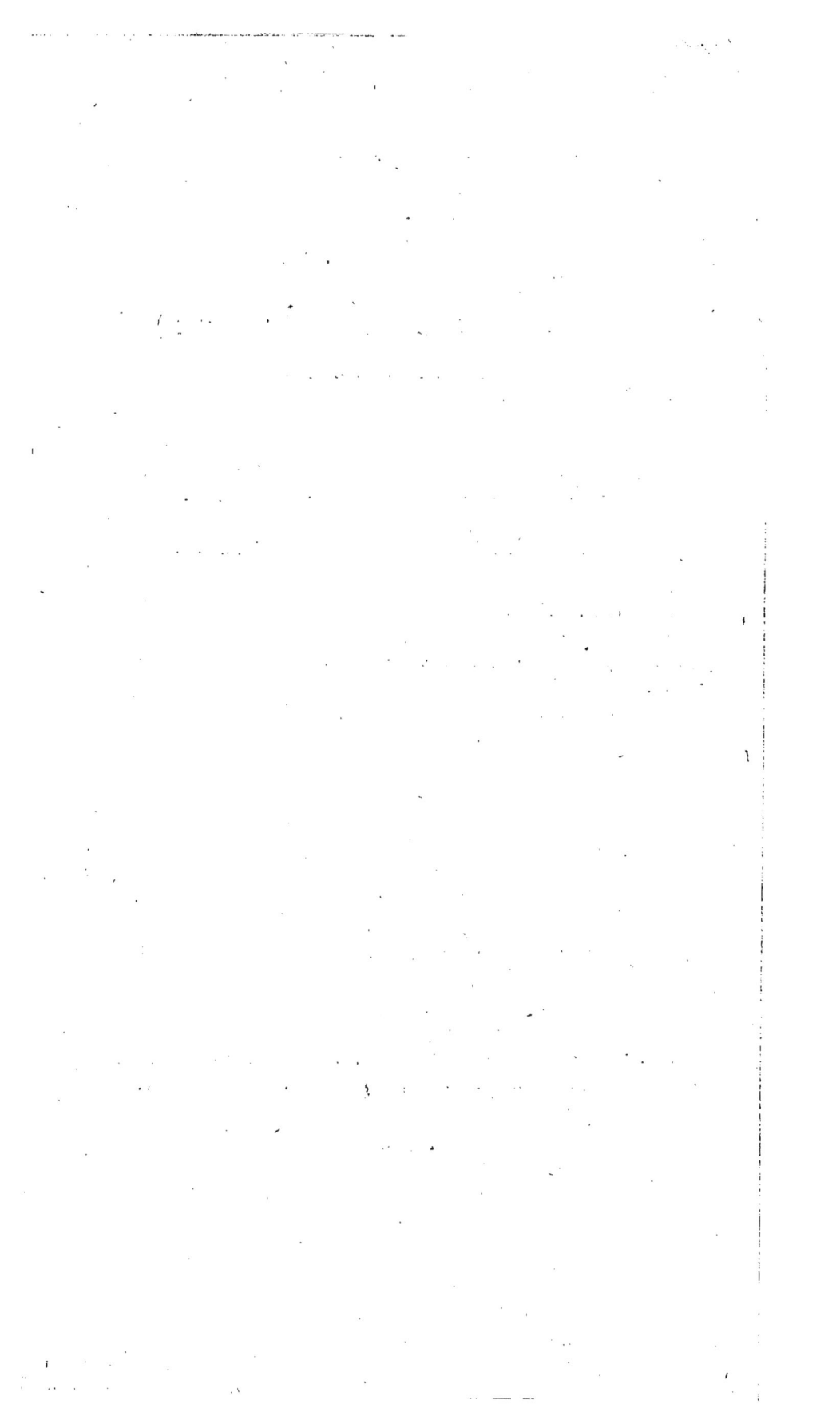

ANALISE
DE L'EAU MINÉRALE
DE SAINTE-QUITERIE.

1.º IL existe dans la commune de Tarascon une source d'eau ferrugineuse, connue et usitée depuis fort long-temps dans la contrée. Elle a produit, au rapport des habitans du pays, et particulièrement des gens de l'art qui en ont conseillé l'usage, de très-bons effets dans les maladies graves, telles que l'Ictère, la Chlorose, les Obstructions, la Leucorrhée, etc. Cette eau minérale paraît digne de fixer l'attention des médecins; et comme elle est très-probablement propre à combattre divers genres de maladie, et qu'elle peut même, dans plusieurs cas, être associée utilement à l'usage des bains d'Ussat, il était important de la soumettre à l'analise chimique.

Voici les premiers résultats du travail entrepris sur cette eau minérale, en présence de MM. PILHES et GUERGUY, Médecins-Inspecteurs des bains d'Ussat; de M. CHRESTIEN, célèbre Médecin de Montpellier;

Du Prince polonais CZARTORISKI, du Lieutenant-Général Comte AUGUSTE DE CAFARELLY;

De M. DE LACROIX, Conseiller de préfecture à Toulouse;

Des Autorités constituées de Tarascon, de MM. PAGÉS, Chirurgien; PASSERON, Pharmacien; SAINT-ANDRÉ et ROUSSE, Négocians, tous habitans audit Tarascon; de M. ROQUES-DAMPIERRE, Fermier-Général des bains d'Ussat, et d'une foule d'autres personnes connues par leur goût pour les sciences et les arts.

§ Premier.

Description de la Fontaine, et exposé des propriétés physiques de l'Eau.

2.° La fontaine de *Sainte-Quitérie*, ou la *Fontaine-Rouge*, coule sur la rive gauche de l'Ariége, sur une jolie pelouse élevée d'environ 3 mètres (ou 10 pieds au-dessus de la rivière), à une distance d'environ 415 mètres nord-ouest de la ville de Tarascon ; le terrein de transition qui se trouve au-dessus de la fontaine, est de nature argilo-calcaire. Cette dernière terre prédomine dans le mélange du sol, qui est d'ailleurs assez fertile. Le bassin où on puise l'eau est à environ 630 mètres de distance de la face nord de la montagne de *Quié*, montagne de second ordre, calcaire, fort escarpée, et élevée de 500 mètres environ au-dessus de la rivière, et de 962 mètres au-dessus de la mer.

3.° Il existe une mine de fer dans la direction de la fontaine de *Sainte-Quitérie*, à la distance de 1 myriamètre, dans la montagne de *Gourbit* et de *Rabat*. On sait que ce minerai abonde plus ou moins dans toute la chaîne des Pyrénées.

4.° Il se forme dans le bassin et dans le petit canal de fuite de la source, dans la rivière, un dépôt rouge ocracé fort abondant, qui lui a fait donner le nom de *Font-Rouge* ou *Fontaine-Rouge* (1).

----

(1) Ce dépôt était tenu d'abord en solution par l'acide carbonique. L'excès de ce principe se dégageant quand il arrive à la surface de l'eau, laisse précipiter du *sous*-carbonate de fer. Ce sel, qui n'affecte aucune forme régulière, n'est plus soluble, même dans un excès d'acide carbonique, parce que alors le fer est sur-oxidé par la décomposition de l'air. C'est pourquoi on doit prendre les plus grandes précautions pour

5.º La température de l'atmosphère à l'ombre étant, le 18 août 1817, à 24 degrés de Réaumur, celle de l'eau de la fontaine, de 11 degrés et demi.

6.º Sa pesanteur spécifique, prise à l'aréomètre de Fahrenheit, et aussi selon la méthode de Klaproth, est de 1,001, l'eau distillée étant 1000.

7.º En prenant de cette eau dans un verre, on sent une odeur métallique qui se dissipe promptement à l'air ; elle a une saveur astringente, ferrugineuse très-prononcée.

---

mettre l'eau de la fontaine de *Sainte-Quitérie* à l'abri du contact de l'atmosphère, au moment où on la puise au-dessous de son niveau, pour l'usage de la médecine. Il serait même fort utile d'enduire de cire les bouchons de liége destinés à boucher les bouteilles où l'on se propose de conserver l'eau minérale. On éviterait ainsi un goût d'encre qui résulte de la combinaison du fer qu'elle contient, avec le tannin et l'acide gallique du liége. On doit inférer naturellement de ce qui précède, qu'il est très-utile de ne pas transporter l'eau de *Sainte-Quitérie* dans des futailles de bois de chêne, de châtaignier, de frêne et autres semblables, qui, comme le liége, contiennent de l'acide gallique et du tannin, indépendamment de la partie extractive, dont le carbone tend à désoxigéner l'acide sulfurique des sulfates que l'eau tient en solution. D'ailleurs, dans ce cas, on perd l'acide carbonique ; et le fer qu'il abandonne, n'est plus que suspendu dans l'eau, quand on la met en bouteilles.

Le meilleur moyen de conserver, loin des sources, les eaux gazeuses, dont celle-ci est du nombre, consiste à en remplir des bouteilles neuves, que l'on couche dans des caves obscures. C'est ce que je pratique pour les eaux martiales et gazeuses, qui font partie de *mon Dépôt général d'Eaux minérales médicamenteuses naturelles, établi à Toulouse.* On sait que la température des caves est la même dans toutes les saisons. Il faut donc éviter avec le même soin la chaleur et la lumière, dans le choix des endroits, où l'on se propose de déposer des eaux minérales gazeuses : sous ce rapport, les bouteilles de grès sont bien préférables à celles de verre. C'est sans doute à raison de leur opacité, que nous recevons dans ces premières l'eau de Seltz, qui nous vient de la source de ce nom, qui se trouve en Alsace.

§ II.

Traitement de l'Eau par les réactifs.

8.° Dans cette nouvelle série d'observations on a d'abord employé le sirop de violettes et la teinture de tournesol.

Le sirop a verdi sensiblement.

La teinture de tournesol a rougi légérement, mais d'une manière non équivoque; sa couleur primitive s'est rétablie quelques instans après (1).

Il résulte de là, que l'eau de la fontaine de *Sainte-Quitérie* contient un acide libre, et que ce principe est vraisemblablement l'acide carbonique.

9.° Elle a été soumise ensuite à l'épreuve des réactifs.

Ces essais, dont chacun a été appliqué à des quantités égales d'eau, et répétés plusieurs fois avec soin, ont fourni les résultats suivans :

L'eau de chaux a produit un précipité assez abondant, qui s'est redissous complètement dans l'acide muriatique (2).

Quelques gouttes de solution de carbonate de soude ont fourni un précipité blanc.

Celui qui a été déterminé par l'ammoniaque, a été plus abondant; il était rare et léger.

---

(1) Les chimistes savent que les sels à base terreuse verdissent le sirop de violettes à la manière des alkalis libres, tandis que les carbonates rougissent la teinture de tournesol.

(2) On doit être très-circonspect dans l'emploi de l'eau de chaux; il faut en ajouter peu à peu, jusques à ce qu'il ne se forme plus de précipité; une quantité surabondante dissoudrait un peu de carbonate calcaire. Ce réactif doit être préparé peu d'instans avant de s'en servir; il doit être tenu très-soigneusement à l'abri du contact de l'air. Il est utile de rejeter la première eau de chaux, parce qu'elle contient toujours un peu de potasse, fournie par le volant des cendres provenant du bois qu'on a brûlé pour la calcination.

L'oxalate d'ammoniaque, employé en solution, a fait naître promptement un précipité blanc, fort abondant. Après quelques instans, ce précipité s'est attaché aux parois du verre.

L'action de ces corps dénote la présence de la chaux, et probablement de la magnésie.

10.º Une solution de savon versée dans l'eau de la fontaine de *Sainte-Quitérie*, l'a troublée en peu d'instans ; il s'est formé bientôt après, un dépôt très-sensible.

Le muriate de barite y a formé un précipité blanc et abondant, qui a refusé de se dissoudre dans l'acide muriatique ; ce qui prouve qu'il a été occasioné par l'acide sulfurique (1).

Le nitrate d'argent a fait naître sur le champ un précipité blanc, lourd et très-abondant (2).

Exposée à l'action du feu dans un matras, cette eau a laissé dégager un gaz, qui étant conduit par un tube recourbé, dans un flacon contenant de l'eau de chaux préparée et filtrée à l'instant, en a troublé la transparence, quelque temps avant l'ébullition (3).

---

(1) On peut, à défaut de muriate ou de nitrate de Barite, obtenir le même effet par le nitrate de mercure au minimum d'oxidation, et aussi par la solution filtrée de l'acétate de plomb; mais leurs muriates peuvent être dissous par un excès d'acide.

(2) Un œil exercé distingue facilement le précipité par le muriate d'argent, à son aspect grenu et à la manière dont il se forme ; au lieu que les autres muriates métalliques non solubles restent long-temps suspendus dans la liqueur.

(3) Le carbonate de chaux recueilli, séché et pesé, a indiqué que la quantité de gaz dégagé de l'eau, essayée au même instant qu'elle vient d'être puisée au-dessous de son niveau, est égale à (environ) un vingt-cinquième de son volume : ce calcul est fondé sur ce que l'on sait que le carbonate de chaux ainsi obtenu, contient 0,34 grammes d'acide carbonique.

Les eaux en général contiennent presque toujours de l'acide carbonique libre ; il en est de ce gaz par rapport aux eaux comme par rapport à l'air, où il se trouve toujours dans les proportions d'un centième.

Ces aperçus, rapprochés de ceux qui précèdent, donnent lieu de présumer que dans cette eau, les bases salifiables sont neutralisées par l'acide carbonique, l'acide sulfurique et l'acide muriatique.

11.° Le prussiate de potasse mêlé à l'eau de la fontaine de *Sainte-Quitérie* y a développé en quelques minutes un bleu de ciel assez marqué, qui est devenu très-intense après quelques heures.

La noix de galle en poudre y a développé aussi une couleur de lie de vin, accompagnée de stries violettes, qui a donné une teinte noirâtre à la totalité du liquide. Ces phénomènes n'ont pas lieu sur cette eau après l'ébullition, ni après son exposition à l'air pendant quelques heures (1).

Le dépôt ocracé recueilli au perdant du bassin de la fontaine, dissous par l'acide muriatique pur, a donné instantanément, par l'action d'une très-petite quantité de prussiate de potasse, un précipité de bleu de Prusse très-foncé et très-abondant (2).

Ces faits annoncent d'une manière très-positive l'existence du fer dans l'eau de la source, qui fait le sujet de cet examen.

12.° La quantité d'eau qui coule est toujours la même, dans toutes les saisons; elle ne se gèle jamais dans le bassin. Un vase de deux litres de capacité en est rempli en une minute, ce qui représente 2880 litres par vingt-quatre heures.

_____

(1) Le sulfate de fer contenu dans une eau minérale précipite en bleu plus ou moins foncé par la noix de galle; lorsque le fer est dissous par l'acide carbonique, le même réactif donne une couleur purpurine; cependant M. *Vauquelin* a observé que le sulfate de fer, dissous dans l'eau chargée de carbonate acidule de chaux, précipite en pourpre.

(2) Ce dépôt, vu à la source, présente à la surface une pellicule irisée qui décèle un carbonate de fer. Si c'était, au contraire, un sulfate de fer, le liquide surnageant ne donnerait pas de pellicule par le contact de l'air; mais il se troublerait uniformément par-tout.

13.º Les divers résultats qui viennent d'être énon-
cés, donnent des idées assez justes sur la nature des
substances qui sont tenues en solution dans l'eau minérale de *Sainte-Quitérie ;* mais, outre qu'ils sont insuffisans, pour indiquer tous ses principes, cet essai d'analise ne présente pas assez de précision, pour faire
connaître exactement, soit l'état, soit la proportion
de ses principes minéralisateurs (1). Il a donc été
nécessaire de recourir à un autre moyen qui permît
d'isoler ses différentes substances : c'est dans cette
vue que j'ai entrepris les recherches suivantes.

§ III.

Traitement de l'Eau par évaporation.

14.º J'AI puisé à la source, et au-dessous de son
niveau, dix litres de cette eau. On l'a renfermée dans
une dame-jeanne avec toutes les précautions possibles.
Elle a été transportée sans délai aux bains d'Ussat, qui
sont à environ 2 kilomètres, ou demi-lieue de là. Peu
d'instans après, il a été procédé à l'évaporation dans
un vase convenable. Elle a été continuée jusques à
ce qu'il ne restât que demi litre, environ, de liquide.
Le feu a été ménagé, pour éviter l'ébullition, parce
qu'à cette température et bien au-dessous, la réaction
réciproque des sels contenus dans les eaux minérales peut changer l'ordre des affinités électives doubles,

---

(1) D'après l'opinion que M. *John-Murray*, professeur de
chimie à Edimbourg, a émise dans un mémoire qu'il a publié
l'an dernier, dans les Transactions de la Société des sciences
de cette ville, l'analise des eaux minérales par les réactifs,
qui se ferait en estimant la nature et le poids des précipités
vrais ou faux, simples ou composés, serait préférable à la
méthode ordinaire, qu'il appelle directe, laquelle emploie
l'évaporation, la cristallisation, etc., etc. Déjà en 1810 M.
Matthieu de Dambasle, de Nancy, avait proposé cette méthode,
dont il a fait le sujet d'un ouvrage qui mérite d'être étudié.

et donner pour résultat, des sels autres que ceux qui y existaient primitivement. C'est vers la fin de l'évaporation, sur-tout si la chaleur est trop forte, qu'on est exposé à ces décompositions ou à la volatilisation de quelques-unes des substances contenues dans l'eau, autres que le gaz acide carbonique (1); il s'est dégagé d'abord quelques bulles d'air; lorsque le liquide a été réduit à huit litres environ, il s'est légèrement troublé, et on a aperçu quelques instans après, une pellicule mince, sous forme de cristaux soyeux et lustrés, laquelle a augmenté peu à peu. Une partie a gagné le fond, et le restant s'est attaché aux parois du vase évaporatoire; vers le milieu de l'évaporation, l'opacité du liquide a été considérablement augmentée. Le précipité a pris une couleur plus rembrunie; une portion s'est attachée à la bassine, et à quelques pouces au-dessus du fond, en forme d'anneau, de 4 à 5

---

(1) Il résulte des expériences de M. *Gren*, professeur de chimie à Hall, relatives au muriate de soude qu'on exploite dans ce pays, que ce sel et le sulfate de magnésie qui l'accompagne, se décomposent mutuellement à une température au-dessous de la glace. Il en est de même du muriate de chaux avec les sulfates solubles. M. *John-Murray*, déjà cité, a prouvé que l'échange mutuel entre les bases et les acides est déterminé par une foule de circonstances quelquefois fort légères. On ne doit pas moins en conclure, d'après ce dernier, que, si un résidu d'eau minérale, traité par l'alcohol, après une évaporation très-lente, donne pour résultat du sulfate de magnésie et du muriate de soude, l'eau contenait primitivement du sulfate de soude et du muriate de magnésie, puisque ces deux derniers sels, dissous dans l'eau distillée, dans des proportions déterminées, seront changés par l'évaporation, même spontanée, en muriate de soude et en sulfate de magnésie.

L'expérience a prouvé aussi que, lorsque le muriate de magnésie et le carbonate de chaux se trouvent dans la même eau, il se forme des quantités plus ou moins grandes de muriate de chaux et de carbonate de magnésie, qu'on retrouve dans le résidu de l'évaporation.

lignes de largeur. Sa couleur était d'un gris-jaunâtre. L'évaporation ayant été continuée jusqu'à la réduction de demi litre, ainsi que je l'ai déjà dit, ce résidu liquide, qui tenait en suspension des sels insolubles, dont une partie avait été détachée de la bassine avec beaucoup de soin, fut mis dans une bouteille neuve, pour être porté à Toulouse, dans l'intention d'y procéder à l'analise complète.

15.° On verra plus bas [52] le résultat des expériences que j'ai faites sur une partie d'une pareille incrustation provenant d'une certaine quantité d'eau de la fontaine de *Sainte-Quitérie*, que j'ai évaporée dans mon laboratoire à Toulouse.

16.° L'eau qui avait été concentrée aux bains d'Ussat a été évaporée à siccité à Toulouse, dans une capsule de verre; elle a fourni un résidu brun, qui, étant bien desséché, et encore chaud, s'est trouvé peser 7 grammes 155 milligrammes, ou 135 grains.

17.° Ce résidu salin a été augmenté de 775 milligrammes, ou 15 grains de poids, par son exposition à l'air pendant vingt-quatre heures; il a été mis dans une grande bouteille de Florence avec 64 grammes, ou 2 onces d'alcohol, à trente-six degrés de Baumé; le mélange a été agité de temps en temps : après plusieurs jours de macération, j'ai décanté le liquide, et j'ai versé une pareille quantité d'alcohol sur la portion de la masse qui restait. Je l'ai chauffée au bain de sable jusqu'à l'ébullition; après le refroidissement, j'ai filtré et lavé plusieurs fois avec de l'alcohol (le papier ayant été préalablement lavé à l'eau distillée), que j'ai réuni à celui qui avait servi aux deux lessives précédentes. Ce qu'elles n'ont pas dissous pesait 6,03 grammes, ou 113 grains.

18.° L'alcohol avait acquis une couleur rougeâtre, qui lui était communiquée par des matières étrangères aux sels déliquescens qu'il avait dissous en même temps. Les expériences [10] faisaient supposer que ces sels étaient le muriate de chaux ou le muriate de soude. Cette lessive alcoholique a été évaporée à siccité dans une petite capsule de verre, dont le poids m'était connu. Elle a fourni un résidu de couleur brune; il s'est desséché lentement : vers la fin il s'est boursouflé à plusieurs reprises, et il a laissé, après l'évaporation complète, des vésicules qui, étant légérement pressées, ont cédé en petits éclats vitriformes.

19.° Le lendemain ce résidu répandait une odeur particulière de champignons frais, à travers celle de l'alcohol ; il avait attiré l'humidité de l'air à tel point, qu'on pouvait compter la valeur de 4 ou 5 gouttes de liquide. Dans l'intention de chasser l'odeur de l'alcohol, j'ai versé dessus 2 onces, environ, d'eau distillée ; j'ai chauffé très-doucement au bain de sable une partie de la matière, qui, s'étant boursouflée, a refusé de se dissoudre. Elle surnageait sur le liquide, et s'est attachée aux parois de la capsule, à mesure que le liquide s'est évaporé ; en sorte qu'elle a laissé un rayon circulaire qui a résisté à une seconde évaporation d'eau distillée, ajoutée, comme la première fois, à la dose de deux onces : quoique l'odeur ait été affaiblie, elle n'a pas moins persisté. Ce résidu desséché et abandonné à l'action de l'air, est tombé en déliquescence dans l'espace de quelques heures. Quatre jours après, j'ai aperçu au fond de la capsule, et presque au niveau de la petite quantité de liqueur, plusieurs petits cristaux qui ont résisté à la pression du doigt. Examinés à la loupe, ils ont présenté la forme d'un cube parfait ; ils avaient la saveur commune au muriate de soude : comme lui, ces cristaux décrépitaient au bout d'une lame de fer chauffée. Ils ne pesaient pas au delà de 4 grains (1) [0,20 grammes].

_____

(1) Cette petite quantité de muriate de soude qui a été dis-

20.° Ces cristaux ayant été dissous dans l'eau distillée, le nitrate d'argent a occasioné un précipité
caillebotté abondant. Quelques gouttes d'acide sulfurique affaibli, ajoutées à chaud, ont dégagé de l'acide
muriatique très-caractérisé; et l'évaporation spontanée
a produit des cristaux prismatiques cannelés et à
six pans d'une saveur amère, fraîche et salée; ils
ont bientôt perdu leur transparence, et ont effleuri.

21.° On a dissous de nouveau le résidu dans une
once d'eau distillée. Après la filtration, l'eau a retenu
une couleur très-ambrée; et la petite capsule s'est
trouvée recouverte d'un enduit gras, poisseux, insoluble dans l'eau bouillante : aidée d'un frottement
exécuté au moyen du bout du doigt, celui-ci s'est
trouvé imprégné de cette matière.

22.° L'alcohol bouillant a semblé en dissoudre une
partie; il s'est troublé par le refroidissement, et il
a pris une couleur opaline. Après l'évaporation cette
matière bitumineuse a été soumise à l'action de l'éther
sulfurique rectifié; elle a été complétement dissoute
à froid. A mesure que l'éther s'est *vaporisé*, le mélange est devenu opaque de plus en plus; et, lorsque
la dissolution a été achevée, il est resté une espéce
de vernis très-luisant; sa consistance était celle de la
peinture à l'huile, étendue depuis peu de jours. Son
poids a augmenté celui de la petite capsule de 0,15
grammes, ou 3 grains, estimés à une bonne balance
d'essai.

23.° La liqueur provenant de la lessive alcoholique,
séparée de la matière grasse et du muriate de soude
cristallisé, a été étendue de 1 once d'eau distillée, environ 32 grammes; elle conservait encore une couleur

---

soute par l'alcohol, présente un phénomène que l'on remarque
toutes les fois que ce sel accompagne le muriate de chaux ou
le muriate de magnésie, sur-tout si l'alcohol n'a pas été bien
rectifié.

rougeâtre assez intense. On l'a partagée en deux por-
tions égales : la première a été soumise à l'effet des
réactifs employés dans l'ordre suivant ; cet effet a été
observé pendant vingt-quatre heures.

24.° Le sirop de violettes , ni la teinture de Tournesol n'ont subi aucun changement dans leur couleur.

Le nitrate d'argent a occasioné un précipité abondant , caillebotté , de couleur d'un blanc sale ; elle est
bientôt passée au pourpre, et , enfin , au brun (1).

25.° La seconde partie de la lessive alcoholique a
été exposée à la chaleur d'une étuve ; lorsqu'elle a
été réduite au quart de son volume, elle s'est recouverte d'une pellicule qui n'avait aucun caractère salin.
Le liquide concentré est devenu opaque et onctueux.
En plaçant la capsule de verre qui le contenait, au-
dessus d'une bougie allumée, on n'apercevait aucune
trace de cristallisation. J'ai évaporé à siccité ; la matière a attiré l'humidité de l'air, en quelques heures ;
j'ai chauffé de nouveau jusqu'à charbonner la matière
grasse , dans laquelle le sel que je cherchais était
engagé. Je l'ai évalué à 1 grain, ou 00,53 grammes.
Il s'est répandu une fumée claire, ayant l'odeur de
pommes brûlées. Au même instant le résidu a été
délayé dans une once d'eau distillée ; elle a été réduite
à moitié de son volume par l'ébullition , et puis on
a filtré. Quelques gouttes d'acide sulfurique très-
affaibli ont été ajoutées avec beaucoup de tâtonnemens;
il s'est dégagé des vapeurs muriatiques , et la liqueur
est restée acidule. L'excès d'acide a été repris par le
carbonate de chaux [marbre blanc en poudre por-

(1) On a dit que ce changement de couleur annonce assez
souvent la présence d'une substance végétale ou animale dans
les eaux minérales , et que les carbonates à base terreuse pro-
duisent aussi cet effet sur le précipité du muriate d'argent. Je
crois avoir acquis la conviction que ce phénomène n'est dû
qu'à l'action de la lumière sur l'oxide d'argent.

phyrisé]. J'ai filtré, lavé; et le liquide évaporé spon-
tanément a déposé quelques petits cristaux prismatiques et disposés en barbe de plume.

26.° Le petit volume de ces cristaux n'a pas permis
d'en déterminer la forme géométrique, d'une manière
rigoureuse; les expériences précédentes [24] me por-
taient à supposer que c'était du sulfate de magnésie,
et que les cristaux étaient quadrangulaires; toutefois
j'ai tenu à m'en assurer.

27.° Dans cette vue j'ai dissous la petite quantité
de sel à analiser, dans deux gros d'eau distillée; la
solution a été versée sur un filtre déjà lavé à l'eau
distillée. J'en ai pris le quart, j'y ai ajouté de l'ammoniaque en très-petite quantité; il s'est manifesté un
très-léger nuage, au bout de demi-heure. Le précipité
a été si peu prononcé, que la transparence du liquide
paraissait à peine troublée.

28.° Un grain de sulfate de magnésie préparé de
toutes pièces, et étendu d'une once d'eau distillée, n'a
pas produit un résultat plus satisfaisant par l'effet
du même réactif; une solution à l'eau distillée bouillante, contenant $^1/_{20}$ de grain de ce sel, a précipité
de suite par le carbonate de soude, comme par l'ammoniaque, et aussi par le carbonate d'ammoniaque (1).

29.° Le filtre qui avait servi dans l'expérience [26]
a retenu une petite quantité de matière insoluble;

_____

(1) Il résulte de là que, lorsqu'on a à opérer sur de très-
petites quantités de sulfate de magnésie, les agens chimiques
sont insuffisans pour en précipiter la base d'une manière
apparente. Je me suis assuré qu'il est nécessaire d'élever la
température, pour rendre la décomposition sensible. En effet,
quelques gouttes d'une légère solution de carbonate d'ammoniaque versées sur des atomes de sulfate de magnésie, dissous
dans 32 grammes, ou une once d'eau distillée bouillante,
ont déterminé sur-le-champ un précipité floconneux. Il en
a été de même de la solution d'un centigramme, ou 1/4 de
grain, du sel que j'avais à analiser.

elle pesait 0,1325 grammes, ou 2 grains et demi, après avoir été desséchée à l'air.

Les opérations précédentes, rapprochées des propriétés physiques de ce sel, ne m'ont pas permis de douter que ce ne fût de sulfate de chaux, provenant de l'excès de l'acide sulfurique ajouté [25], et saturé par le marbre.

30.° Il est bon de remarquer que, dans ces expériences [28], la magnésie se redissout, à mesure que l'eau se refroidit, soit qu'elle ait été précipitée par l'ammoniaque, par le carbonate de soude, ou par le carbonate d'ammoniaque, et que le précipité reparaît, dès qu'on fait bouillir de nouveau le liquide. J'ai répété cette opération avec succès jusqu'à cinq fois. Il est à présumer qu'on réussirait aussi souvent qu'on le désirerait, en remplaçant le liquide évaporé successivement.

31.° On voit déjà par le détail de ce paragraphe, que les onze décigrammes de matière que l'alcohol avait dissous, et qui réduisaient le résidu primitif de 7,155 grammes, ou 135 grains, déjà mentionnés [16], à 6,25 grammes, se composent de,

SAVOIR :

	Grammes.	Grains.
Muriate de soude,...................	0 2	4
Matière résineuse ou grasse,.............	0 2	4
Muriate de magnésie,..................	45	9
Perte,.............................	25	5
	0,110	22

§ IV.

Examen du résidu par l'eau froide.

32.° APRÈS avoir fait agir l'alcohol sur le résidu dont il vient d'être fait mention, et qui avait été réduit à 6,25 grammes, ou 113 grains, on l'a mis en digestion pendant quatre jours dans 256 grammes d'eau

distillée, elle a acquis une couleur très-ambrée. On
l'a filtrée ; la matière non dissoute a pesé , après avoir
été bien desséchée, 3,55 grammes, ou 67 grains. L'eau
froide avait donc pris 2 grammes 70 centigrammes,
ou 43 grains de matière saline. Elle a été soumise à
l'évaporation , jusqu'à ce qu'il ne restât que 45,48
grammes, une once et demie de liquide. Après le refroidissement, on a séparé les cristaux qui s'étaient
précipités sous forme de lames ; ils étaient insipides
et inaltérables à l'air : ils ont pesé, dépouillés de
toute humidité étrangère à leur eau de cristallisation, 1,21 grammes, ou 23 grains. La solution de
ce sel a été mise en contact avec l'oxalate d'ammoniaque, le muriate de barite, l'eau de chaux et le
nitrate de mercure. Ces réactifs m'ont donné la cer-
titude que c'était du sulfate de chaux.

33.º L'eau qui surnageait sur ce précipité [32] a
été évaporée lentement jusqu'à réduction de 8 grammes, ou 2 gros ; il s'est précipité une substance saline
qui ne présentait aucune forme régulière.

34.º Le lendemain on apercevait sur les parois
de la capsule , quelques cristaux en forme de den-
drites. L'humidité surabondante ayant été évaporée
à la chaleur du soleil, il est resté une masse saline
de couleur roussâtre, dont une partie est tombée en
efflorescence. Elle s'est dissoute , presqu'en entier ,
dans 32 grammes, ou une once d'eau froide. La partie
non dissoute [33] se présentait sous forme de petits
cristaux transparens , irréguliers ; ils ont été séparés
du liquide par la filtration. Après leur dessication
ils ont perdu leur transparence ; ils étaient du poids
de 0,106 grammes, ou 2 grains. Leurs propriétés physiques et chimiques ayant été les mêmes que celles
du sel indiqué [32], on ne peut les regarder que
comme du sulfate de chaux.

35.º Les 2,279 grammes , ou 43 grains [32] de
matière saline dissoute par l'eau froide , ayant laissé

précipiter 0,25 grammes, ou 5 grains de sulfate de chaux, il restait dans cette dernière solution 1 gramme, ou 18 grains d'un autre sel plus soluble, dont il vient d'être fait mention [34] ; il importait de s'assurer, par l'effet des réactifs, de quelle nature étaient les sels efflorescens, remarquables, d'ailleurs, par leur amertume : tout portait à croire que c'était du sulfate de magnésie.

36.° Leur solution a été troublée par le muriate de barite ; le précipité abondant qui en est résulté, a refusé de se dissoudre dans l'acide nitrique pur. Une solution de carbonate de soude, ajoutée en très-petite quantité, y a fait naître un précipité considé-rable. Ce mélange étendu de 64 grammes d'eau pure, ou 2 onces, lui a communiqué d'abord une couleur laiteuse, qui est devenue opaline et sans grumeaux. Dans quelques minutes, le liquide a repris la trans-parence de l'eau distillée ; l'ébullition a rappelé l'opa-cité, comme dans l'expérience [30]. On ne peut mé-connaître à ces caractères réunis, le sulfate de magnésie.

Il résulte que les 2,279 grammes, ou 43 grains de la matière, dissoute par l'eau froide, se composent de

	Grammes.	Grains.
Sulfate de chaux ,...................................	1,325	25
Sulfate de magnésie ,................................	954	18
	2,279	43

§. V.

Traitement du résidu par l'eau bouillante.

37.° Les 3,71 grammes, ou 70 grains que l'eau froide n'avait pu dissoudre, ont subi l'ébullition pendant un quart d'heure, dans 500 grammes, ou une livre d'eau distillée.

38.° La matière insoluble dans ce véhicule, a été séparée, après le refroidissement, par la filtration ; elle pesait 1,696 grammes, ou 32 grains.

39.º Le liquide a été évaporé par une chaleur douce, au bain de sable ; il a laissé au fond de la capsule un enduit salin, disposé en feuillets, qui s'est trouvé du poids de 1,80 grammes, ou 34 grains. Cet enduit s'est détaché très-facilement. Il n'en a pas été de même d'une incrustation qu'on remarquait sur les parois du vaisseau évaporatoire, à 9 millimètres ou 4 lignes au-dessus du fond. Sa couleur était celle de la rouille pâle.

40.º Cette substance saline avait tous les caractères physiques et chimiques du sulfate de chaux.

41.º La capsule contenant l'incrustation [39] a été chauffée légèrement, après que l'on y a eu versé 8 grammes, ou 2 gros d'eau distillée, aiguisée de 8 gouttes d'acide muriatique pur ; un sixième de ce liquide, étendu de dix fois son volume d'eau distillée, a été soumis à l'action de 2 gouttes de prussiate de potasse. Quelques heures après, il s'y est développé une couleur d'un bleu très-clair, qui est devenu sensiblement plus intense. On ne peut pas douter que le sulfate de chaux n'ait entraîné du carbonate de fer ; on pourrait l'évaluer à 2 grains, ou 10 décigrammes.

§ VI.

42.º Le résidu des opérations précédentes, réduit au poids de 1,69 grammes, ou 32 grains, dans lequel je devais trouver du carbonate de fer, a été soumis à l'action de 25 gouttes d'acide nitrique pur, dans l'intention de porter ce métal à l'état de péroxide. Il y a eu une vive effervescence, accompagnée d'émission de calorique. On a évaporé à sec, en appliquant une forte chaleur ; il s'en est suivi un dégagement de vapeurs rouges. J'ai fait dissoudre à chaud, dans l'eau distillée ; j'ai filtré, et le filtre a été lavé avec soin.

43.º Ces deux liquides r unis, traités par le muriate de barite, il y a eu un précipité abondant, insoluble dans l'acide nitrique ; par l'acide oxalique, j'ai obtenu un précipité considérable.

Le prussiate de potasse et la noix de galle n'y ont opéré aucun changement.

L'ammoniaque n'en a nullement troublé la transparence.

L'eau n'avait donc dissous que du sulfate de chaux.

44.° Le résidu du traitement par l'acide nitrique pesait 1,32 grammes, ou 25 grains ; il a donc fallu ajouter un résultat de 0,212 grammes, ou 4 grains de sulfate de chaux, à celui qui a été obtenu [36 et 39].

45.° Ce résidu de 1,35 grammes a été attaqué par l'acide muriatique pur, en excès, comme dissolvant les oxides de fer plus facilement qu'aucun autre acide. Son action, à froid, a été suivie d'effervescence ; la chaleur du bain de sable très-ménagée, a fait naître dans le mélange, une couleur d'un brun jaunâtre ; sa saveur était très-stiptique.

Porté à l'ébullition, il a répandu des vapeurs blanches d'acide muriatique ; elles auraient été de couleur jaune, d'une odeur suffocante, d'une saveur âcre ; en un mot, il se serait formé du gaz muriatique-oxigéné [Chlore de MM. *Thénard* et *Gay-Lussac*], si l'eau de la fontaine de *Sainte-Quitérie* eût contenu du manganèse (1).

46.° La liqueur a été étendue de 61,19 grammes, ou 2 onces d'eau distillée. On a fait bouillir pendant quelques instans , et on a filtré ; la liqueur

_____

(1) Il n'est pas rare de rencontrer , en quantité, de l'oxide de manganèse métalloïde lamelleux dans les mines de fer que l'on trouve dans cette partie de la chaîne des Pyrénées. Il est même à présumer que c'est son mélange, à de grandes proportions, avec les mines de fer, qui se trouvent dans les montagnes de *Gourbit* et de *Rabat* [3), qui en a rendu l'exploitation si difficile et si coûteuse, qu'elles ont été négligées, reprises, et enfin abandonnées.

essayée par le prussiate de potasse , a donné sur-le-champ , un très-beau précipité de bleu de Prusse.

47.° Enfin, ce qui n'avait pas été attaqué par l'acide muriatique , était une poudre blanchâtre , qui s'est trouvée peser 0,10 grammes, ou 2 grains, après la dessication. Cette poudre, n'ayant pas été dissoute par les menstrues employés , paraissait être de la silice. Sa consistance gélatineuse, lorsqu'elle était encore un peu humide , son insolubilité dans les acides, la manière dont elle s'est comportée avec la potasse, par la voie sèche, aidée du chalumeau , et par la voie humide, en employant l'ébullition , m'ont confirmé dans cette idée.

48.° Le résidu [45] pesait 1,32 grammes , ou 25 grains ; il a été réduit à 0,05 centigrammes , ou 1 grain ; le restant ayant été dissous par l'acide muriatique, cette dissolution a été évaporée à un feu doux. Lorsque le liquide, encore chaud , a eu pris la consistance d'un sirop clair, il s'est déposé des cristaux très-blancs , en forme de paillettes , qui ont acquis , en quelques heures, une belle couleur *jaune-citron* : gardés pendant deux jours , ils ont attiré un peu l'humidité de l'air, sans rien perdre de leur forme, ni de leur volume, encore moins de leur couleur. Celle-ci a été bientôt altérée , lorsqu'on a élevé la température, au bain de sable; le jaune a fait place au gris-noir, et enfin au brun-rouge. C'est là le caractère des sels ferrugineux sur-oxidés , désignés autrefois sous le nom de *Colcotar*.

49.° Ce résidu de 1,43 grammes , ou 27 grains , réuni au décigramme, ou 2 grains rapportés [41], forme la totalité du carbonate de fer contenu dans l'eau dont on vient de voir le résultat de l'examen chimique ; mais, comme le fer a été porté dans ces différentes expériences au maximum d'oxidation, il faut en déduire [environ] $^{16}/_{100}$, pour établir les proportions exactes. Les 1,45 grammes, ou 29 grains

ci-dessus , ne doivent donc représenter que 1,28
grammes , ou 24 grains et demi.

RÉSULTAT

De l'Analise de l'eau de Tarascon , ou de la fontaine de Sainte-Quitérie.

50. Elle contient le vingt-cinquième de son
volume d'acide carbonique [10].

Dix litres de cette eau soumise à l'évaporation ont
produit un résidu de 139 grains; il est composé de ,

	N.ᵒˢ d'ordre.	Grains.	Grammes.
Acide carbonique libre ,......	10	5	265
Muriate de soude ,...........	19	4	212
Matière grasse résineuse ,.....	22 25	4	212
Muriate de magnésie ,........	25	9	477
Sulfate de chaux ,.............	32 34 40 44.	63	3,339
Sulfate de magnésie ,..........	35	18	954
Sous-carbonate de fer,.........	41 49	24	1,272
Silice ,....................	47	1	53
Perte ,...................		7	371
		135	7,155

51.º Il résulte de cette analise, que l'eau ferrugineuse de *Tarascon* , ou de la fontaine de *Sainte-
Quitérie* , contient des substances très-médicamenteu-
ses, comme le fer , l'acide carbonique libre , le sulfate de magnésie, ou sel d'epsom, etc. , qui la ren-
dent comparable à plusieurs eaux qui ont de la célé-
brité : telles sont les eaux de *Valz* dans le département de l'*Ardèche* ; de *Forges* , d partement de la
Seine-Inférieure ; de *Vichy* , département de l'*Allier* ,
etc. , etc.

52.º J'ai avancé [15] que je reviendrais sur les
phénomènes qui se passent pendant l'évaporation de
l'eau de *Tarascon*. Je les ai observés sur les dix litres
que j'ai évaporés à *Ussat* , et aussi sur une pareille
quantité que j'ai évaporée dans mon laboratoire à

Toulouse. Celle-ci avait été puisée, exempte d'aucun corps étranger en suspension, et reçue à plusieurs centimètres au-dessous du niveau de la source, dans des bouteilles neuves et bien propres. J'étais donc certain qu'elle jouissait de toutes ses propriétés physiques et chimiques, et sur-tout qu'il n'y avait pas eu de déperdition de gaz. Ces bouteilles furent bouchées avec du liége, goudronnées au fur et à mesure, et couchées dans une caisse qui fut transportée à Toulouse. Lorsque j'ai voulu soumettre l'eau aux expériences, quelques jours après, j'ai trouvé les bouchons noircis par l'encre que le tannin et l'acide gallique qu'ils contenaient, avaient formée avec le fer tenu en dissolution dans l'eau. J'ai retiré de ce liquide, par la filtration, quelques grammes d'un dépôt granulé, de couleur rouge-noirâtre, que j'ai soupçonné être du carbonate de fer. Je les ai attaqués par l'acide muriatique, ils ont été dissous avec effervescence. L'effet instantané du prussiate de potasse et celui de la noix de galle en poudre, sur cette solution muriatique étendue d'eau, ont confirmé ma conjecture. Toutes les circonstances de cette évaporation ont été les mêmes que celles que j'avais observées à Ussat. Les mêmes précautions dans l'application du calorique, ont produit, à quelque chose près, dans les deux opérations, les mêmes dégagemens et les mêmes précipités. Il est une de ces circonstances qui m'a présenté dans les deux cas, un phénomène particulier ; il résulte de ce que le dégagement de l'acide carbonique, opéré par l'action du calorique, n'a laissé précipiter du sous-carbonate de fer que vers la moitié de l'évaporation. Sa précipitation a été indiquée par une ligne annulaire qui s'est formée sur les parois de la bassine d'argent, dans laquelle l'évaporation a été faite. Je me suis convaincu que l'incrustation saline, d'un blanc-sale, qui se trouvait, soit au-dessus, soit au-dessous de cette ligne, ne contenait pas un atome de fer. La première couche de la matière qui formait l'anneau, avait contracté une telle adhérence sur l'argent, que, malgré l'action d'une forte brosse de crin, imprégnée d'eau distillée qui avait été rendue bouillante dans la même bassine, pour enlever cette espèce d'incrustation, il est resté encore une empreinte d'une adhérence extraordinaire. J'ai isolé une partie de cette empreinte, au moyen d'un bourrelet de cire blanche; le petit bassin qu'il a formé, a été rempli de quelques gouttes d'acide muriatique très-pur. Une heure après, j'ai ajouté, environ, demi-once d'eau, ou 15,30 grammes. Le prussiate de potasse y a développé à l'instant une couleur de bleu-pâle, qui est devenue très-intense par le contact de l'air.

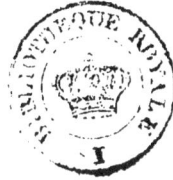

FIN.

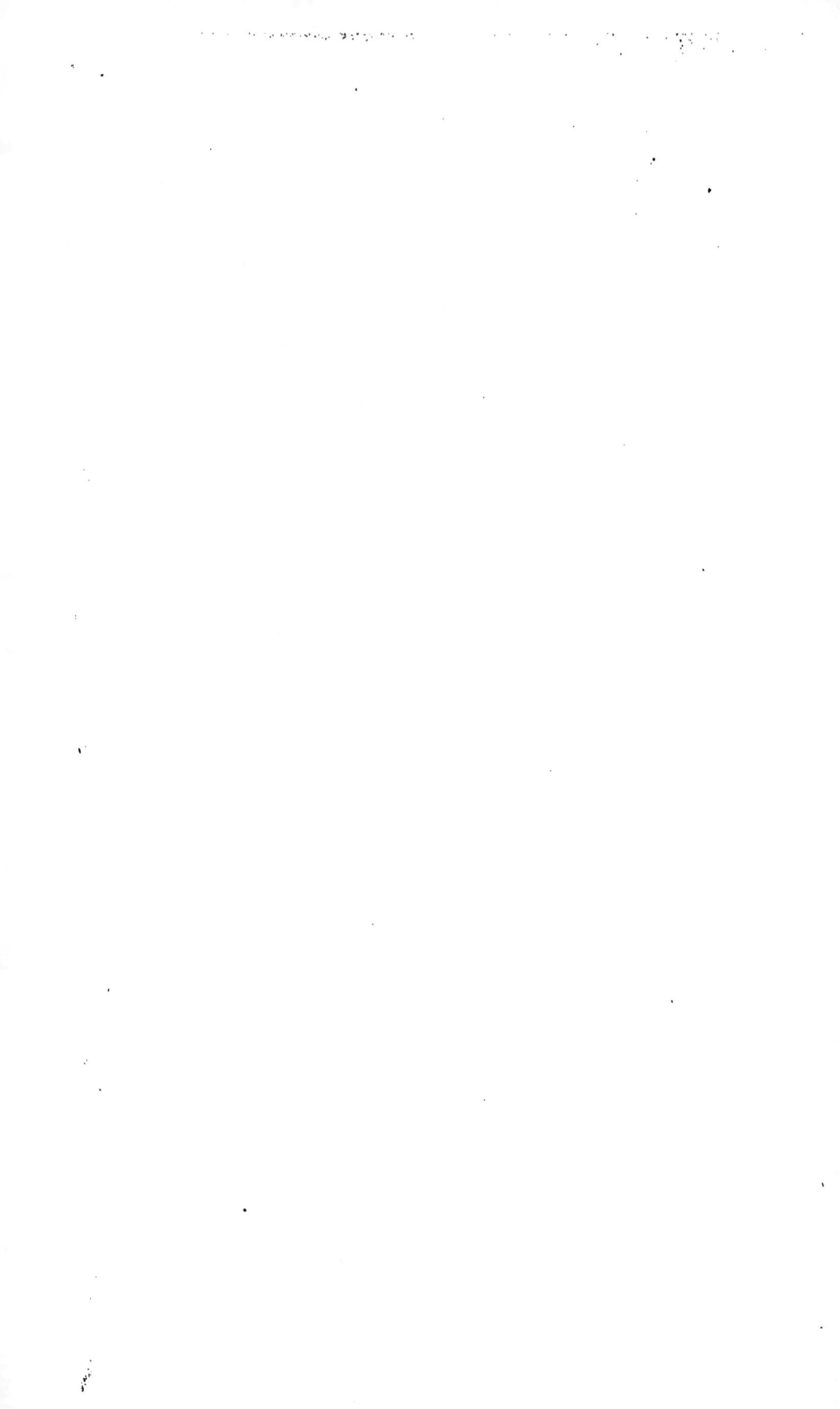

www.ingramcontent.com/pod-product-compliance
Lightning Source LLC
Chambersburg PA
CBHW060538200326
41520CB00017B/5287